CÓMO PERDER PESO SIN PASAR HAMBRE... Y NO RECUPERARLO

Incluye consejos y trucos que le ayudarán a perder peso de manera natural

Jenny Sanders

Nota Legal: El autor de este libro ha utilizado su esfuerzo y conocimiento lo mejor posible con el objetivo de recoger la información aparecida en esta publicación. La información contenida en este libro tiene carácter puramente educativo, de modo que si el lector desea aplicar los conceptos señalados en el mismo será bajo su propia responsabilidad. El autor, en ningún caso, se considera responsable, directa o indirectamente, de cualquier posible daño o derivado por el uso (o mal uso) de esta publicación. La información incluida en este libro es ofrecida de buena fe y creyendo que es exacta en el momento de su publicación, estando sujeta a cualquier cambio necesario.

Tabla de Contenido

Capítulo 1: Introducción

El exceso de peso es una de las mayores pesadillas de millones de personas en todo el mundo.

De hecho, el sobrepeso y la obesidad se están convirtiendo en un serio problema de salud en las llamadas sociedades occidentales con un alarmante porcentaje de la población luchando contra esta lacra del siglo XXI y con unos servicios sanitarios que se ven saturados debido a una carga adicional a la que es difícil darle respuesta.

El sobrepeso se ha convertido en un problema de tal magnitud que muchos expertos en países industrializados ya hablan de pandemia.

Estadísticas desarrolladas durante los últimos años sugieren una tendencia al alza que no podrá revertirse en un futuro cercano dando lugar a una enorme presión en los servicios sanitarios a lo largo del mundo occidental que pronto alcanzará el inevitable punto de ruptura.

Obesidad y sobrepeso son problemas muy serios al ser responsables directos de un gran número de enfermedades desde fallos cardíacos a diabetes pasando por trombosis y diversos tipos de cáncer.

Por añadidura, el sobrepeso puede afectar la imagen corporal causando problemas de auto-estima un factor empeorado debido a una publicidad invasiva que intenta vendernos una amplia gama de productos dietéticos desde "píldoras milagro" a dietas extremadamente peligrosas.

Consecuentemente, tomar la decisión de perder peso es auto-regalarse salud. Sin embargo, es importante tener en cuenta que aquellas dietas que le llevan a pasar hambre o esos productos "milagro" no son ni exitosos ni mucho menos saludables o recomendables.

Nuestro instinto natural nos empuja a comer cuando sentimos hambre mientras que muchas dietas simplemente van contra la naturaleza interfiriendo peligrosamente con nuestro metabolismo.

Además, cuando se pasa hambre haciendo una dieta se pierde masa muscular y nutrientes esenciales para nuestro organismo lo cual deriva en que perdamos peso en zonas donde se debería conservar.

Por lo contrario, seguir horarios de comida regulares y hábitos saludables nos ayudará a lograr nuestro objetivo a la vez que no pasaremos hambre ni nos sentiremos frustrados.

Si detesta la idea de comer tortitas de arroz o matarse de hambre con el fin de reducir unos kilos, siempre puede seguir los consejos y trucos que se explican en los siguientes capítulos y que pueden resultarle de lo más útil a la hora de perder peso sin necesidad de sentirse frustrado o hambriento.

Eso sí, tendrá que echar mano de toda su fuerza de voluntad si desea tener alguna posibilidad pero siempre recordando que se puede conseguir perder peso sin pasar hambre.

Para empezar, el hecho de que esté leyendo esta guía indica que ha reconocido su problema y ha decidido hacer algo al respecto, lo cual significa un gran cambio en su modo de pensar y en su actitud que le impulsará a abrazar un estilo de vida más saludable mientras evita los riesgos que supone un exceso de peso para su salud.

Capítulo 2: Razones del Exceso de Peso

El sobrepeso aparece cuando una persona sobrepasa el Índice de Masa Corporal considerado saludable y el cual consiste en una simple proporción de peso por altura utilizada para calcular si una persona tiene sobrepeso o no. Cuando el peso es excesivo al ser relacionado con la altura, se puede decir que esa persona es obesa.

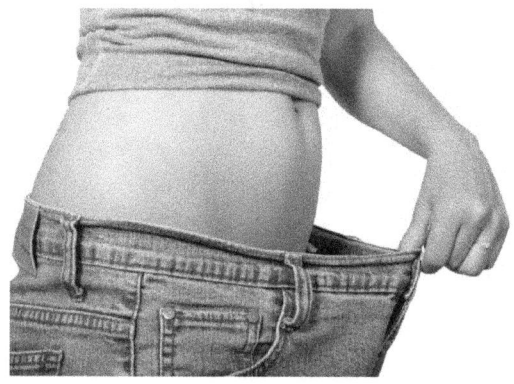

Esporádicamente el sobrepeso es la consecuencia de un problema de tiroides o un trastorno en el metabolismo pero en la mayoría de los casos es el resultado directo de malos hábitos alimenticios.

El estilo de vida moderno nos empuja a comer mal y a no seguir horarios regulares a la vez que abusamos de la comida rápida o preparada la cual contiene grandes cantidades de sal, grasas y otros ingredientes poco sanos que contribuyen a que ganemos peso. Por añadidura, tendemos a mantener una vida sedentaria o casi sedentaria prefiriendo pasar horas sentados delante de la televisión o el ordenador antes que practicar algo de ejercicio, aunque tan sólo sea dar un pequeño paseo.

Desafortunadamente, nuestros hijos heredan nuestros malos hábitos viéndose incapaces de revertir la situación cuando alcanzan la edad adulta.

Los niños de hoy en día no juegan en el exterior como solía ocurrir hace unos años y en vez de eso pasan horas sentados frente a una pantalla de ordenador, video-juego o televisión. Como resultado, en la actualidad más del 15% de los niños y adolescentes en países industrializados tienen problemas de sobrepeso, una cifra que cada año aumenta espectacularmente.

De hecho, en el año 2005 la Organización Mundial de la Salud ya identificaba la obesidad y el sobrepeso como una pandemia global con más de 1,6 billones de adultos y alrededor de 20 millones de niños en el mundo recibiendo un diagnóstico de sobrepeso.

La solución es fácil y barata pero requiere una gran dosis de fuerza de voluntad lo que puede convertirse en una verdadera tortura para mucha gente que espera perder peso de manera fácil y sin sacrificios.

Una de las claves del éxito a la hora de perder peso es ir paso a paso evitando sentirse superado por los cambios introducidos en nuestro estilo de vida.

Cambiar su modo de vida y hábitos alimenticios puede ser difícil y problemático de entrada pero una vez que se introduzca un poco de ejercicio y una dieta saludable en la rutina diaria, se sorprenderá al verse dejando atrás sus malos hábitos sin apenas darse cuenta.

Para animarse un poco piense que, según estudios científicos, una persona necesita 65 días para convertir una nueva actividad o estilo de vida en un hábito. Una vez llegados al punto de convertir algo en un hábito, realizaremos esa actividad aceptándola como una parte natural de nuestra rutina y sin que suponga en absoluto un sacrificio.

Capítulo 3: Metabolismo y Peso

Es verdad que nuestro metabolismo está íntimamente relacionado a nuestro peso y que, en términos generales, el metabolismo de una persona delgada es más alto que el de una persona con sobrepeso.

Sin embargo, este no es el único factor que determina el peso de una persona. Las calorías que ingerimos también tienen una gran carga de responsabilidad en el asunto porque consumir más calorías de las que el cuerpo necesita nos llevará irremediablemente a ganar peso.

El metabolismo es la máquina que quema esas calorías de más y el proceso por el cual nuestro cuerpo convierte comida en energía.

Hay que entender que el metabolismo necesita proteínas para reparar los músculos, grasas para crear energía, hidratos de carbono que aportan la mayor parte de la energía, minerales, vitaminas y agua.

El metabolismo consumirá energía incluso cuando el cuerpo está descansando para alimentar a los órganos, para respirar, para reparar las células y para impulsar la circulación de la sangre.

Las calorías consumidas para cubrir las necesidades básicas del cuerpo se denominan el ratio del metabolismo basal y este ratio "gasta" desde dos tercios a tres cuartos de las calorías consumidas por nuestro cuerpo cada día.

Por otro lado, la digestión absorbe y almacena alrededor del 10% de las calorías aportadas por la comida mientras que el resto de las calorías pueden quemarse practicando ejercicio, teniendo en cuenta que el número de calorías quemadas está relacionado con la regularidad e intensidad de la actividad física realizada.

Muchos otros factores pueden influir en los requisitos calóricos de cada cual como, por ejemplo, el tamaño del cuerpo (una persona con una masa corporal mayor necesita ingerir más calorías), la edad (gastamos menos calorías a medida que envejecemos debido a la reducción de masa muscular), el sexo (los hombres necesitan más calorías que las mujeres) y la actividad física que realizamos (a mayor actividad, más calorías se han de consumir).

Un metabolismo lento puede ser causado por un trastorno conocido como hipotiroidismo (una baja actividad de las glándulas tiroides). Pero en la mayoría de los casos el exceso de peso no está relacionado a ninguna condición médica sino a una falta de equilibrio entre las calorías consumidas y las calorías quemadas por nuestro cuerpo.

Aunque cada persona es diferente, se necesita una cierta cantidad de calorías cada día para cubrir el gasto de energía del cuerpo. Si se consume la cantidad necesaria de calorías, el peso se mantendrá estable y se gozará de buena salud.

Sin embargo, si se consumen más calorías de las que el cuerpo necesita y no se queman, el peso aumentará. Por otro lado, si se consumen menos calorías de las necesarias el peso se reducirá pero a expensas de arriesgar nuestra salud.

Por consiguiente, hábitos de comida más saludables y la práctica de actividades físicas son absolutamente necesarios si se desea tener la más mínima posibilidad de éxito cuando se inicia una dieta. Perder peso, como cualquier otro objetivo que uno se fije en la vida, requiere dedicación y motivación y un estado mental en el que destaque el optimismo y la fuerza de voluntad.

Capítulo 4: Fuerza de Voluntad

El factor psicológico es crucial cuando se desea perder peso, siendo la clave del éxito o fracaso de cualquier dieta.

El estado mental ideal le ofrecerá motivación y compromiso para lograr los objetivos fijados y salvar las distracciones y tentaciones.

Cuando consigue alcanzar el estado mental ideal durante su dieta, conseguirá que perder peso se convierta en una tarea más sencilla e incluso divertida mientras adopta cambios en su estilo de vida que permanecerá con usted para siempre.

Es tan sencillo como reemplazar esos malos hábitos alimenticios adquiridos por el camino y que controlan nuestro subconsciente y transformarlos en hábitos más saludables. Una vez que los nuevos cambios alimenticios se convierten en un hábito, ya no significarán un sacrificio y le permitirán perder ese exceso de peso (y mantener su peso en el futuro) mientras gana en salud, felicidad y autoestima.

No le vamos a mentir, esta transformación no es un camino de rosas y requiere mucho tiempo y esfuerzo. Las buenas noticias son que hay algunos trucos que le ayudarán a trabajar su fuerza de voluntad y hacer el camino mucho más fácil de lo que pueda parecer a priori.

De entrada, deberá escribir sus objetivos especificando cual sería el peso ideal que le gustaría alcanzar pero siendo realista en su objetivo y teniendo en cuenta su anatomía. Por ejemplo, una persona de huesos fuertes y caderas anchas nunca podrá llegar a enfundarse en una talla 36 porque la anchura y espesor de sus huesos requerirá más volumen y peso para sostenerlos. Por consiguiente, tenga siempre en cuenta su estructura ósea y musculatura cuando fije su peso ideal, recordando que no hay un peso ideal común sino que es diferente para cada persona.

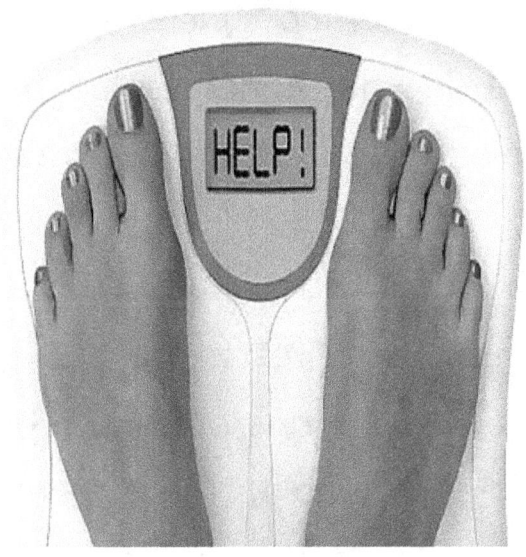

A continuación, deberá fijarse una fecha límite para conseguir su objetivo convirtiéndolo de esta manera en algo importante. Una vez más, recuerde ser realista y si necesita perder 50 kilos no espere hacerlo en unas pocas semanas.

En vez de ello, dese el tiempo suficiente para obtener su objetivo de una manera saludable y sin sentirse agobiado con la idea o frustrado con los resultados.

Una buena idea para evitar estos agobios y frustraciones en dividir su objetivo en pequeños pasos. Por ejemplo, fíjese como objetivo perder dos kilos a la semana hasta que llegue a los 50 ó 60 que necesita perder.

No olvide nunca que perder kilos muy deprisa puede causar daños devastadores e irreparables en su organismo y que es mejor invertir un poco más de tiempo y enfocar sus esfuerzos en conseguir resultados a largo plazo sin arriesgar su salud.

Una vez que fije su objetivo y fecha límite, aférrese a su plan hasta que lo consiga y entonces pueda cambiar su dieta por otra diseñada para mantener peso.

Otro buen consejo es escribir su objetivo en una nota y colocarla en la puerta del frigorífico o en un lugar visible que utilice todos los días como cerca de la pantalla del ordenador o en una nota en su teléfono móvil o en su coche. Este sencillo paso le ayudará a enfocar hacia su objetivo y a tenerlo en mente todo el tiempo, lo cual le ayudará a obtener el éxito en su empeño. Incluso más importante, deberá prohibirse a sí mismo/a pensar cosas como "no lo puedo hacer" o "no lo podré conseguir jamás". ¡Si desea perder peso, se tendrá que convencer que puede conseguirlo!

¡Pero cuidado con caer en hábitos peligrosos! Mientras la dieta funcione y ve como pierde peso gradualmente, deberá luchar contra la tentación de caer en la obsesión de perder kilos porque esta obsesión puede derivar en conductas poco sanas y trastornos alimenticios como la anorexia o la bulimia.

Capítulo 5: ¿Funcionan las Dietas?

Algunos planes dietéticos pueden ayudarle a perder peso recomendando un consumo equilibrado de calorías y ofreciendo consejo y apoyo a lo largo del camino. El lado negativo de la mayoría de estos planes radica en que son muy caros y muchas firmas dietéticas requieren la compra de sus propios productos.

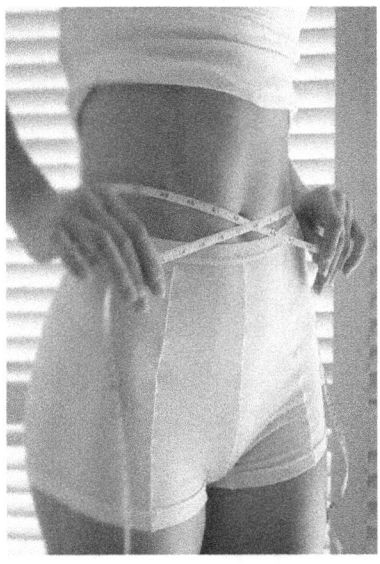

También existen dietas que prometen una rápida pérdida de peso, lo cual podría ser peligroso y debe ser cuidadosamente evaluado por un profesional.

Uno de estos planes dietéticos poco recomendables son las dietas bajas en hidratos de carbono. Aunque mucha gente ha conseguido perder peso con este tipo de dietas, otros pacientes se quejan de serios problemas de salud porque este tipo de dietas incluye la ingesta de alimentos ricos en grasa los cuales pueden elevar los niveles de colesterol y aumentar el riesgo de sufrir enfermedades como fallos cardíacos o elevada presión arterial.

Por añadidura, podrá perder kilos al eliminar los hidratos de carbono de la dieta pero tan pronto como la dieta se dé por finalizada, los hidratos de carbono volverán y con ellos los kilos que ha logrado perder. Es más, los hidratos de carbono ofrecen a su cuerpo el vehículo para convertir los alimentos en energía y el eliminarlos de la dieta supone que sus niveles de energía caerán haciendo que sus músculos pierdan densidad y masa muscular difícilmente recuperable.

Por otro lado, mucha gente decide poner todas sus esperanzas en los productos químicos como las píldoras "quema-grasa" las cuales prometen ayudarle a perder 10 kilos en sólo dos semanas.

Sin embargo, tiene que recordar el riesgo que conlleva la ingesta de estas píldoras que, en la mayoría de los casos, no han sido testadas antes de ser comercializadas por ningún organismo oficial o una autoridad neutral competente.

Estas píldoras funcionan de diferentes maneras desde inhibiendo el apetito a suprimiendo la sensación de hambre además de acelerar el metabolismo o aumentar la capacidad quema-grasa del cuerpo.

Incluso en aquellos casos en los que estos productos se puedan comprar sin receta médica, lea el prospecto y siga las instrucciones del fabricante al pie de la letra para evitar una inesperada sobredosis.

De todos modos, lo recomendable sería consultar con su médico antes de iniciar el tratamiento, sobretodo en caso de que padezca algún trastorno de salud.

No olvide que las píldoras dietéticas pueden resultar adictivas y/o causar un gran número de efectos secundarios desde ansiedad a irritabilidad pasando por insomnio, palpitaciones, fiebre, mareos, dolores de cabeza y subida de la presión arterial.

Además, la ingesta de píldoras adelgazantes en sí misma no garantiza la pérdida de peso si no va acompañada de algunas modificaciones en su dieta y actividad física.

Mucha gente piensa que si toman estas píldoras pueden ingerir cualquier tipo de alimentos y en cualquier cantidad pero ese no es el caso. Recuerde que un buen plan dietético no eliminará nutrientes esenciales de su dieta ni introducirá químicos en su estilo de vida sino que equilibrará todos los nutrientes en su cuerpo para mantener su salud y evitar subidas y bajadas de peso.

Capítulo 6: Comenzar la Dieta

Hay un número de trucos que se deben tener en cuenta en el momento de comenzar un plan dietético.

1. Cuando comience su dieta recuerde la importancia de **beber suficiente agua**, preferiblemente agua natural sin gas. Nuestro cuerpo utiliza agua para mover los nutrientes a las distintas zonas del cuerpo donde sean necesarios y para eliminar los residuos e hidratar nuestra piel y organismo. Es más, todo lo que comemos y bebemos contiene calorías excepto el agua que nos aporta una sensación de estómago lleno al ser un inhibidor natural del apetito.

Si bebe un vaso de agua lleno antes de cada comida, su estómago sencillamente no necesitará comer tanto mientras que no ganará peso, ya que, su cuerpo almacenará esta agua para futuras necesidades y eliminará el resto. Lo ideal es que beba alrededor de ocho vasos de agua (2-3 litros) al día dependiendo de su peso. Sin embargo, asegúrese de no beber demasiada agua para no privar a su organismo de la sal necesaria para su funcionamiento.

Debe tener en cuenta que el cuerpo humano a veces confunde hambre con sed y, por consiguiente, cuando siga una dieta, beba agua cuando se sienta hambriento para saber si es realmente hambre o no.

Es fundamental que recuerde aquello que nuestros padres y profesores solían decirnos cuando éramos niños "ingiere comidas equilibradas".

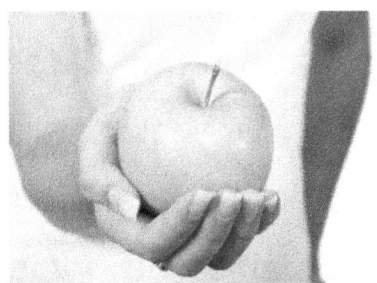

Una comida equilibrada incluirá todos los nutrientes necesarios para mantener nuestro cuerpo funcionando de un modo sano porque los hidratos de carbono y las proteínas nos ayudarán a quemar grasa.

2. **No se salte comidas**. Si cree que comiendo dos veces al día perderá peso, piénselo otra vez. Nuestro metabolismo necesita comidas regulares y unos horarios erráticos hacen que el cuerpo piense que necesita comer, activando un mecanismo natural de defensa que nos impulsa a almacenar grasa para ser utilizada como energía. Esta es la explicación científica de por qué se siente más hambre de lo habitual cuando se cancelan comidas o se siguen horarios de comidas irregulares.

3. **Practique ejercicio**. Una vida sedentaria es el peor enemigo de su dieta porque la práctica de ejercicio consigue que perdamos peso rápidamente mientras la grasa se va convirtiendo en masa muscular paulatinamente.

Las buenas noticias son que no necesita matarse en el gimnasio o entrenar como si fuera a participar en las Olimpiadas sino que un poco de ejercicio moderado pero regular marcará una gran diferencia en su dieta.

4. **Controle las calorías**. La clave de una pérdida de peso radica en consumir menos calorías que las que el cuerpo quema. Por ejemplo, si consume 2000 calorías y quema 2500 calorías al día, perderá peso porque su organismo quema 500 calorías extra las cuales provienen de la grasa acumulada en el cuerpo.

No caiga en la tentación de consumir muy pocas calorías con el objetivo de perder kilos más rápido porque lo único que conseguirá será matarse de hambre y dañar seriamente su salud. No olvide que su cuerpo necesita comida y calorías que puedan transformarse en energía.

A estas alturas necesita saber que el organismo humano ha desarrollado un mecanismo de sobrevivencia desde los tiempos prehistórico cuando la comida era difícil de encontrar el cual consiste en acumular grasas para poder utilizar como energía. El hecho de que en nuestros días, al menos en las sociedades occidentales, la gente no tenga la necesidad de acumular comida no significa que nuestros cuerpos hayan perdido su capacidad de acumular energía en forma de grasa.

Esto significa que mientras haya restos de comida en nuestro organismo, el cuerpo seguirá extrayendo calorías de esa comida.

El secreto de perder peso sin pasar hambre es elegir los alimentos adecuados, ingiriendo comida de poco valor calórico calorías pero que puedan satisfacer su estómago y garantizar todos los nutrientes necesarios para nuestro organismo recordando que no necesita comer alimentos de alto contenido calórico para sentirse lleno.

Por ejemplo, comida con un alto contenido en fibra contribuye a obtener esa sensación de estómago lleno sin aportar demasiadas grasas al organismo. Por tanto, elija un pan de harina de avena antes que un pan blanco.

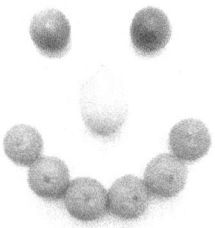

Es más, alimentos ricos en Omega-3 y Omega-6 tienen un bajo contenido en grasa y no contribuyen a un aumento de peso, al ser su misión principal reparar las células y mantener el correcto funcionamiento del metabolismo.

Capítulo 7: El Sistema Digestivo

La digestión es la tarea que requiere al cuerpo una mayor cantidad de energía y ayudar al organismo a ser más eficiente a la hora de digerir alimentos guarda una estrecha relación con el peso que se puede llegar a perder.

El proceso básico de digestión está diseñado para "romper" la comida y extraer las vitaminas, minerales, calorías y energía que se encuentran en ella.

Los alimentos son digeridos de distintas maneras, y mientras que alimentos ricos en proteínas son despedazados por los ácidos, las comidas con gran carga de hidratos de carbonos son disueltas por los álcalis. Esto significa que la combinación de proteínas e hidratos de carbono en una misma comida sólo consigue confundir a nuestro organismo y ralentizar el proceso digestivo porque los ácidos y el álcali se cancelan mutuamente.

Ha de tener presente que cuánto menos tiempo esté la comida en su sistema digestivo, menos calorías consumirá su organismo y menos grasa acumulará su cuerpo.

Capítulo 8: Qué Alimentos Consumir y Cuales Evitar

Si está intentando perder peso, elija alimentos basándose en una simple formula de peso-por-caloría.

Las verduras y frutas benefician la digestión y muchas de ellas están entre las consideradas "súper comidas", siendo ricas en nutrientes, vitaminas y minerales y muy bajas en azúcares y grasas saturadas.

Las frutas y verduras son alimentos totalmente imprescindibles en su dieta dado su alto contenido en fibra y agua que las convierte en alimentos capaces de hacernos sentir llenos mientras aportan muy pocas calorías a nuestro organismo. Por ejemplo, 150 gramos de melón equivale a 56 calorías mientras que 200 gramos de espinacas equivalen a tan sólo 42 calorías.

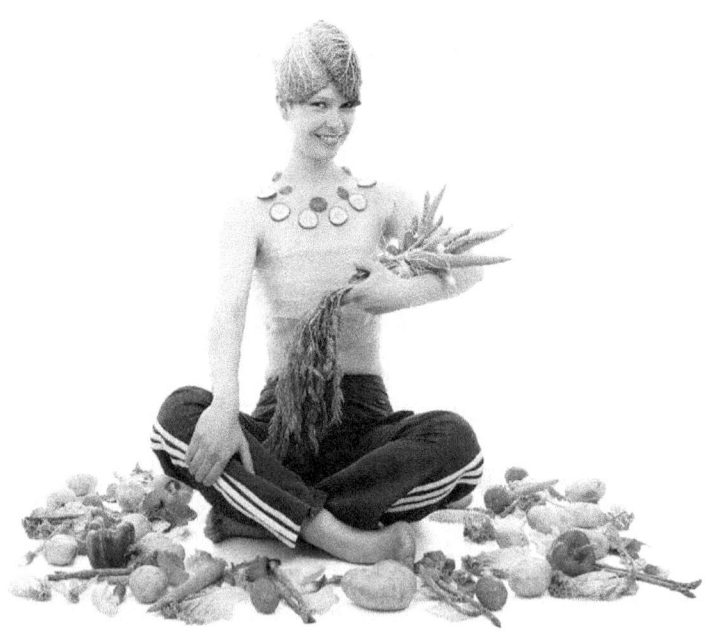

Por otro lado, la mayoría de los aperitivos son muy ligeros en peso (lo que significa que tendríamos que ingerir una gran cantidad para sentirnos llenos) pero aportan muchas calorías.

Así, la mayoría de las galletas pesan alrededor de 15 gramos pero contienen unas 50 calorías cada una mientras que una medialuna pequeña pesa alrededor de 50 gramos y contiene sobre las 230 calorías.

Esto significa que una medialuna pequeña y cuatro galletas contienen las mismas calorías que un cuenco de arroz hervido, servido con un poco de espinacas y un filete de pescado a la parrilla, una comida saludable y generosa.

Una dieta ideal debería contener una gran cantidad de verduras y frutas frescas completadas con pescado, carne blanca y arroz hervido, buscando el equilibrio perfecto entre los hidratos de carbono y las proteínas (un gramo de proteína por cada medio kilo de peso corporal por comida). Aunque pueda parecer mucho, las proteínas son capaces de acelerar el metabolismo y, por tanto, la pérdida de peso.

Es aconsejable comer una gran ensalada verde a diario, la cual incluya col, espinacas, rábanos y verduras ricas en agua como el pepino o el apio (que además hidratan el organismo) y evitar un exceso de verduras a base de féculas como las patatas, la remolacha o el boniato las cuales son ricas en hidratos de carbono no debiéndose mezclar con las proteínas aportadas, por ejemplo, por la carne.

Las verduras a base de fécula se han de consumir en pequeñas porciones y tan sólo una o dos veces a la semana, preferiblemente por las mañanas o a medio día para darle tiempo al organismo a digerirlas antes de irnos a la cama.

Cuando cocine sus verduras, asegúrese de utilizar el horno, la parrilla o cocinarlas al vapor. No es aconsejable hervirlas porque perderán gran parte de los beneficios aportados, ni tampoco freírlas porque eso aumentará la cantidad de calorías.

En cuanto a las frutas, deberá consumirlas en un modo concreto para obtener los mayores beneficios posibles y retener todas sus vitaminas, minerales y fibra.

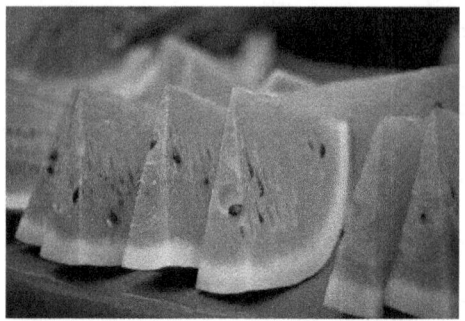

Deberá comer solamente fruta madura con el fin de acelerar el proceso digestivo y facilitar que el cuerpo absorba los nutrientes de la fruta.

Un buen consejo es comer la fruta con el estómago vacío y esperar unos 30 ó 45 minutos antes de consumir nada más.

De esta manera, obtendrá los máximos beneficios de las frutas al contrario que cuando consume fruta después de una comida y ésta simplemente se aposenta encima del resto.

Tras ingerir la fruta, beba un gran vaso de agua natural y sin gas, notará como su apetito se reduce a la vez que consume muy pocas calorías.

Aparte de las frutas y verduras, hay bebidas que le ayudarán en la tarea de mantener su dieta bajo control y que pueden sustituir al agua perfectamente.

Por ejemplo, el té verde tiene beneficios como la capacidad de acelerar el metabolismo y, por tanto, quemar calorías. Muchos estudios apoyan la teoría de que el té verde contribuye a la oxidación de la grasa, estimulando su quema.

El té verde se diferencia del resto de los tés porque, además de contener anti-oxidantes, es rico en catequinas y polifenoles, substancias que nos ayudan a mantener el peso a raya al bloquear el movimiento normal de las glucosas en las células. El té verde también contiene elevadas dosis de epigallocatequina gallato (EGCG), capaz de frenar la sensación de apetito.

Otra bebida recomendada en una dieta es el mate, planta típica de Sur América, que contribuye a la pérdida de peso quemando grasas y ayudando al cuerpo a eliminar toxinas y a suprimir el apetito.

También hay una serie de consejos que le serán de gran ayuda en su "misión" de perder peso.

- Picar entre comidas se puede convertir en la peor y más difícil parte en cualquier dieta. Si realmente no es capaz de luchar contra la tentación, deberá reemplazar el chocolate y los aperitivos por piezas de frutas o verduras, o por las cada vez más populares barritas dietéticas.

- Coma cinco veces al día. La mayoría de los expertos señalan que las tradicionales tres comidas al día no son suficientes, recomendando comer porciones menores distribuidas en más comidas. La idea es que cuando se está muy hambriento existe una tendencia a comer en exceso. Sin embargo, distribuyendo los alimentos en más comidas a lo largo del día se disminuyen las posibilidades de sentirse hambriento, con lo cual al final se come menos.

Además, al distribuir las comidas también se distribuirá la energía que se extrae de esos alimentos a lo largo del día mientras se permite al sistema digestivo acelerar la digestión y eliminar residuos y toxinas.

En esta línea, se recomienda que las mujeres coman cinco veces al día y los hombres seis, distribuyendo las comidas cada alrededor de dos horas para evitar sentir hambre. Al hacer esto, se acelerará el metabolismo mientras se reducirá la necesidad de picoteo y de almacenamiento de grasa en el cuerpo.

- Mastique las comidas muchas veces. De esta manera, conseguirá que el estómago se llene antes y, por tanto, comerá menos.

- Cuando visite el supermercado, asegúrese de llevar una lista con los productos a comprar y no salirse de ella.

  Vaya al supermercado después de comer para llegar con el estómago lleno y evitar tentaciones que le empujen a llenar el carrito de la compra con productos innecesarios o prohibidos en nuestra dieta.

- Un factor clave para el éxito de cualquier dieta, es saber leer y entender las etiquetas de los productos. Está científicamente probado que aquellas personas que leen regularmente y entienden las etiquetas de los productos alimenticios son capaces de mantener su peso bajo control, estando más delgadas que el resto.

Preste especial atención al contenido de azúcares, grasas y sales en los productos sin olvidar la cantidad de conservantes y químicos de cada alimento.

Capítulo 9: Alimentos a Evitar

El sentido común nos dice que el consumo de ciertas comidas se ha de evitar a cualquier costa. La siguiente es la lista de esas comidas "negativas" que deberían quedar alejadas de nuestro menú.

- Bebidas gaseosas. Han de ser reemplazadas por agua, bebidas sin azúcar, zumos naturales o tés, ya que, contienen una gran cantidad de calorías y grasas.

- Bebidas alcohólicas. El alcohol es una bomba de relojería en cualquier dieta. Aunque esporádicamente se puede beber un vaso pequeño de vino con las comidas, no olvide que el alcohol aporta gran cantidad de calorías.

De hecho, un par de copas durante el fin de semana pueden echar por tierra todo el esfuerzo de una semana entera.

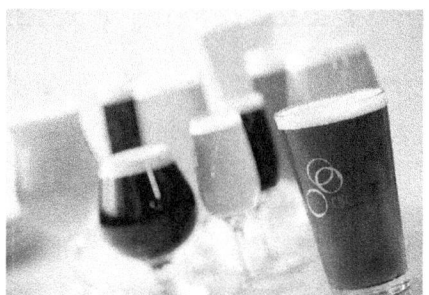

- Comidas preparadas y enlatadas o empaquetadas se deben eliminar de cualquier dieta debido a su elevado contenido de químicos y conservantes.

- Tenga cuidado con la mayoría de las sopas preparadas e intente elegir versiones bajas en grasas y calorías.

- Así mismo, las salsas o bases de salsa contienen una cantidad ridículamente elevada de sales y azúcares.

- Evite comer mucha fruta que contenga una gran cantidad de azúcares como las naranjas y los melocotones. Además, las frutas y verduras en lata contienen azúcares refinados y prácticamente ninguno de los beneficios de las frutas y verduras frescas.

- En cuanto a los arroces y pastas, evite el arroz blanco el cual contiene fécula y pásese al marrón y lo mismo con las pastas, utilice las integrales que aportan un número reducido de calorías.

- Lo mismo se aplica al pan, recomendándose el consumo de panes integrales que contienen hidratos de carbono y son más naturales que el pan blanco.

- Intente mantenerse alejado de la carne roja, eligiendo carnes blancas como pollo o pavo mientras introduce pescado fresco en su dieta, incluyendo salmón, bacalao y atún. Este último se puede consumir incluso en lata siempre que venga envasado en agua no aceite.

- Evite beber demasiada leche y elija leche desnatada o semi-desnatada y nunca entera.

- Si le gusta el yogur, éste ha de ser natural y si es posible desnatado.

- El queso es un gran "no" en su dieta, siendo solamente aceptable en pequeñas cantidades y en versiones bajas en calorías o libres de grasas.

- Intente evitar consumir las yemas de los huevos, aunque se permiten unos pocos huevos de vez en cuando.

- Y, por supuesto, nunca incluya en una dieta aperitivos como chocolate, helados, patatas fritas, galletas o productos de pastelería y bollería.

Lo mejor con mucho es hacerse a la idea de cocinar sus propias comidas con lo cual tendrá control absoluto sobre la cantidad de sal, azúcar y otros ingredientes incluidos en las mismas.

No se preocupe, hay una gran cantidad de recetas de lo más sanas y sabrosas que se pueden cocinar en 30 minutos o menos. Simplemente, ha de echar un vistazo a cualquier recetario o realizar una pequeña búsqueda en internet.

Capítulo 10: Contando Calorías

Todo ser humano necesita cierto nivel de energía para llegar al final del día. Esta energía proviene de los productos que ingerimos en forma de comida o bebidas y, en general, se mide en calorías o kilocalorías.

Las calorías son la energía que nuestro cuerpo necesita para sobrevivir y se utilizan para toda actividad desde caminar a dormir. Las calorías son indispensables porque nuestras células necesitan la energía garantizada por los alimentos, siendo las calorías el modo de medir esa energía.

Cada persona quema una cantidad diferente de calorías dependiendo de su actividad física y de sus genes. Aquellas personas con metabolismos rápidos queman calorías a mayor velocidad e incluso cuando consumen muchas calorías no ganan peso.

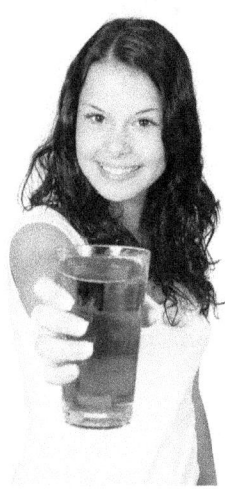

Solamente ganamos peso cuando consumimos más calorías que las que nuestro cuerpo necesita y no somos capaces de quemarlas.

Cuando se comienza un plan dietético, es necesario calcular la ingesta de calorías necesaria para cada cuerpo y cuántas se han de quemar.

Para hacer este cálculo, hay una fórmula conocida como la ecuación de Harris-Benedict la cual determina la cantidad de calorías que un cuerpo quema dependiendo de la edad, el género, el peso y la actividad física diaria.

Metabolismo basal en mujeres: 66.4+ (13.75x Peso) + (5.003 x Altura) – (6.775 x Edad)

Metabolismo basal en hombres: 655 + (9.6 x Peso) + 1.850 x Altura) – (4.676 x Edad)

Para calcular las calorías que se queman se ha de seguir la siguiente ecuación:

Mujeres que practican actividad ligera: Metabolismo Basal x 1.50

Mujeres que practican actividad moderada: Metabolismo Basal x 1.64

Mujeres que practican actividad intensa: Metabolismo Basal x 1.90

Hombres que practican actividad ligera: Metabolismo Basal x 1.60

Hombres que practican actividad moderada: Metabolismo Basal x 1.78

Hombres que practican actividad intensa: Metabolismo Basal x 2.10

El número obtenido con esta fórmula es conocido como Ratio de Masa Corporal (BMR) y es el número más importante cuando se cuentan calorías. Hay calculadores de BMR donde puede introducir su información para obtener un resultado bastante exacto en cuestión de dos o tres minutos. Una vez obtenga su resultado, sabrá cuántas calorías necesita cortar de su dieta.

Hay un detalle bastante sencillo que la gente tiende a pasar por alto cuando comienzan una dieta y es que contar calorías se basa en una simple ecuación: tiene que consumir menos calorías que las que quema a diario o puede quemar más calorías con la ayuda del ejercicio físico que las que consume.

Al hacer esto, su cuerpo primero gastará la energía que proviene de los alimentos y después, cuando necesite más energía, recurrirá a la energía que se encuentra en la grasa acumulada en su cuerpo.

Mientras su ingesta de calorías sea menor que las calorías que se queman cada día, perderá peso. Pero no hay necesidad de matarse de hambre porque se puede consumir una cantidad razonable de calorías ingiriendo alimentos sanos con bajo contenido calórico y quemando algunas de ellas practicando ejercicio con regularidad.

Si consigue convertir una dieta sana y la práctica de ejercicio en un hábito, será capaz de perder peso y mantenerlo a raya sin ningún sacrificio.

Lo primero a recordar cuando se comienza una dieta es evitar la tentación de contar las calorías de cada alimento que toca sus labios porque puede convertirse en algo muy tedioso y frustrante. Una buena idea es contar las porciones en vez de las calorías de cada producto individualmente. De esta manera, obtendrá una mejor imagen de su plan dietético.

Por ejemplo, si sabe cuántas calorías contiene un trozo de pan y una pieza de atún de 50 gramos, tendrá una amplia idea de cuántas calorías está consumiendo cuando come un sándwich de atún.

Baraje la posibilidad de desarrollar un menú de las comidas planeadas para la semana, apuntando su contenido calórico, las proteínas, los hidratos de carbono y la grasa y cuelgue el menú en su frigorífico.

Para ello, es fundamental aprender a leer y entender las etiquetas nutricionales de cada producto y comer sólo las porciones que aparecen en la etiqueta. Las etiquetas nutricionales incluyen medidas estandarizadas diseñadas a ayudar a la gente a saber la cantidad de grasa, calorías, hidratos de carbono y otro contenido nutricional se incluye en los productos.

Compre una jarra medidora (a utilizar con productos como arroz, granos y bebidas) y una pesa de cocina (para la carne, el pescado y otros productos que se miden por peso) para asegurarse de que consume las cantidades apropiadas.

Toda comida empaquetada o en latas lleva su correspondiente etiqueta nutricional y, aunque algunos supermercados también incluyen etiquetas en el pescado y la carne fresca, las frutas, las verduras y los huevos, este no es siempre el caso.

Sin embargo, puede verse en un problema cuando decida pasar una noche fuera, ya que, la mayoría de los restaurantes no incluyen las calorías en su menú o página web.

También puede tener en cuenta la siguiente tabla como guía general.

Alimento	Porción	Calorías
Aguacate	1	305
Plátano	1	105
Moras	1 taza	75
Brocol	1 taza	45
Zanahoria	1	30
Pollo, Pechuga al Horno	100 gramos	140
Pepino	6 rodajas	5
Huevo Frito	1 unidad	90
Huevo Hervido	1 unidad	75
Huevo Revuelto	1 unidad	100
Pierna de Cordero, al Horno	100 gramos	205
Lechuga	1 taza	5
Champiñones	1 taza	20
Naranja	1	60
Melocotón	1	35
Pera	1	100
Pimiento, Verde/Rojo	1	15
Piña	1 taza	75
Chuleta de Cerdo a la Parrilla	75 gramos	165
Bacon de Cerdo	3 rodajas	110
Salchicha de Cerdo	1 unidad	50
Patata – Hervida	1	220
Salmón – Ahumado	100 gramos	150
Espinacas	1 taza	10
Fresas	1 taza	45
Tomate	1	25
Pavo al Horno	1 taza	240
Nueces	1 taza	770
Sandía	1 taza	50

Una forma saludable de reducir calorías de su dieta sería reducir entre 250 y 500 cada día. Por ejemplo, si su consumo habitual de calorías es 2750, rebaje la cantidad a 2500 o 2250 pero bajo ninguna circunstancia reduzca sus calorías por debajo de las 1500 al día o estará poniendo su salud en gran peligro.

Si las calorías que ingiere cada día, están por encima del límite que se ha establecido a sí mismo, piense donde puede reducir algunas o practique más ejercicio. Necesitará perder unas 3500 calorías para deshacerse de medio kilo de peso o, en otras palabras, deberá perder unas 7700 calorías por cada kilo.

Aunque contar calorías a diario puede sonar desagradable, se adaptará muy fácilmente y llegará un momento en el que se preguntará cómo ha podido vivir sin ello. Después de todo, contar calorías sólo le llevará unos minutos mientras que puede añadir años a su esperanza de vida y hacerle sentir más sano y feliz en el proceso.

Capítulo 11: Practicar Ejercicio

La actividad física es uno de los pilares de cualquier dieta porque le ayudará a quemar calorías mientras convierte la grasa en tejido muscular.

Esta es la razón por la que necesita diseñar un plan de trabajo efectivo acorde con sus habilidades e intereses recordando que no necesita entrenarse como un deportista profesional sino que un poco de ejercicio regular y moderado puede marcar la diferencia.

Para aquellos que no le gusta practicar ejercicio, hay muchas actividades que le ayudarán a quemar calorías como caminar, limpiar, bailar, jugar con los niños, pasear al perro o hacer el jardín.

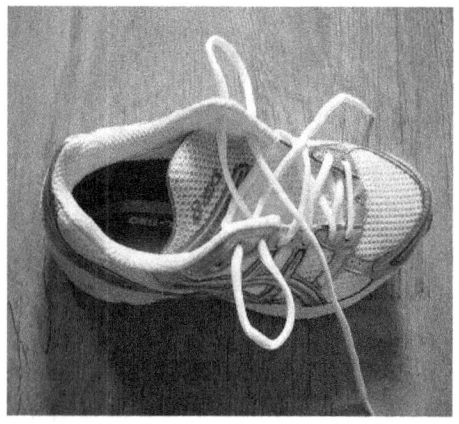

Un punto de partida sería elegir una actividad que le sirva de entretenimiento como montar en bicicleta, nadar o jugar al tenis y repetirla al menos tres veces por semana (aunque lo ideal es que practique alguna actividad física a diario) durante al menos 30 minutos cada vez.

Deberá tomárselo con paciencia durante las primeras semanas e ir incrementando la intensidad del ejercicio poco a poco dando a su cuerpo la oportunidad de acostumbrarse a la nueva actividad. No olvide que las agujetas y posibles lesiones aparecerán con más frecuencia durante los primeros días, con lo cual no debería intentar conseguir demasiado en poco tiempo.

Además, durante los primeros días quemará más energía al estar llevando a cabo una misión doble: practicar ejercicio y asegurarse de que lo hace bien. A medida que se vaya acostumbrando a ejercitar su cuerpo, podrá ir incrementando la intensidad de la actividad y movimientos para que pueda seguir quemando el mismo número de calorías e incluso un poco más.

Diferentes tipos de ejercicio

Básicamente, el ejercicio físico puede dividirse en dos categorías: **aeróbico y anaeróbico.**

Dentro de la categoría de **ejercicio aeróbico** se encuentran actividades como caminar, correr, nadar, montar en bicicleta y cualquier actividad o deporte que requiera mover el cuerpo o partes del cuerpo de un lado a otro. También puede encontrar una gran variedad de actividades aeróbicas en el gimnasio como spinning, step, aerobics, body bump, etc.

El ejercicio aeróbico es un gran modo de perder peso y quemar calorías rápidamente porque hace trabajar los pulmones y acelera el ritmo cardíaco.

Por otro lado, el **ejercicio anaeróbico** incluye pesas, Pilates, yoga y cualquier actividad enfocada a desarrollar músculos y tonificar. Este tipo de ejercicio es perfecto para esculpir su cuerpo transformando la grasa en músculo y tiene la ventaja de acelerar el metabolismo, haciendo que se quemen calorías incluso cuando se descansa.

Incluso si su objetivo principal es perder peso, deberá practicar ejercicios de tonificación muscular. Tenga en cuenta que la piel es un órgano flexible y que el peso extra la ha estirado haciéndola aún más flexible. Si sólo pierde grasa y no desarrolla músculos para reemplazar la grasa que pierde, su piel colgará y se arrugará.

Su plan de ejercicio ha de incluir ejercicio aeróbico, como caminar o montar en bici, a desarrollar durante alrededor de 30 minutos al menos tres veces por semana con el fin de ayudar al cuerpo a quemar calorías, y ejercicio de tonificación que convierta la grasa en músculo, controlando la tan odiada celulitis.

Una buena idea es caminar colocándose unas muñequeras y/o tobilleras con peso las cuales pueden tonificar sus músculos mientras camina y se pueden adquirir en cualquier tienda de deportes. También puede correr o caminar un día y apuntarse a una clase de Pilates o pesas dos veces a la semana.

Si combinar dos actividades diferentes le parece muy complicado, recuerde que nadar es el ejercicio más completo. Nadando quemará calorías mientras que la resistencia del agua hará que sus músculos trabajen y se tonifiquen pero de una manera menos agresiva que levantando peso, lo cual son buenas noticias para sus articulaciones. Incluso mejor, todo el mundo puede practicar la natación independientemente de su edad y habilidades.

Una alternativa a la natación es el aeróbic acuático, una actividad que tiene todos los beneficios del aeróbic además de desarrollar sus músculos debido a la resistencia natural del agua y respetar sus articulaciones al no poner tanto peso sobre las mismas.

Otra alternativa es apuntarse a unas clases de Pilates o yoga porque, aparte de ayudarle a perder peso, este tipo de ejercicio es capaz de aumentar su flexibilidad y tonificar sus músculos, aportando elasticidad a sus articulaciones. Si no encuentra clases cerca de casa o no se las puede permitir, recuerde que hay gran cantidad de vídeos online en los cuales podrá aprender los principios de estos métodos para luego practicarlos en casa.

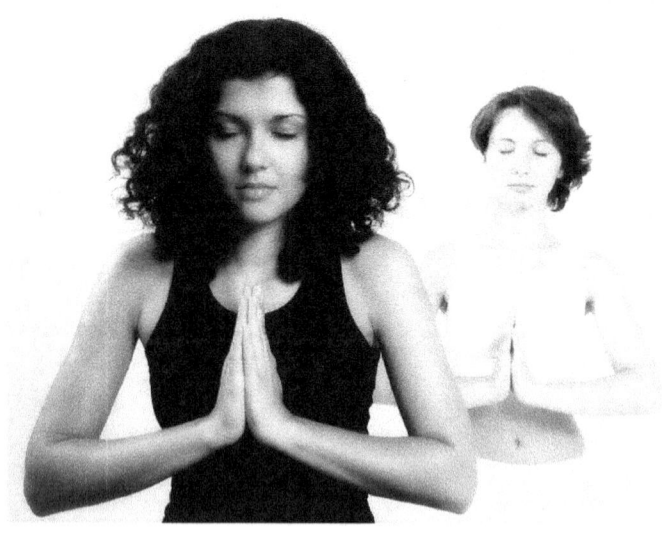

Cuándo y Dónde Practicar Ejercicio

Probablemente, el mejor momento del día para practicar ejercicio es durante las primeras horas de la mañana antes de desayunar porque se quitará esa tarea de la cabeza y de su agenda.

Además, practicar ejercicio por la mañana nos recargará de energía para el resto del día debido a la subida de endorfinas (hormona de la felicidad liberada con ejercicio) las cuales mejorarán su humor y recargarán su metabolismo. Claro que durante los primeros días, y hasta que el cuerpo se acostumbre a la nueva actividad, nos sentiremos más cansados que de costumbre. Por ello es fundamental, comenzar poco a poco subiendo la regularidad e intensidad del ejercicio a medida que el cuerpo se vaya acostumbrando.

Es más, a primeras horas de la mañana nuestros niveles de hidratos de carbonos y nuestros músculos están en su punto más bajo lo cual significa que el cuerpo no es capaz de quemar más hidratos de carbono, tomando la "gasolina" de la segunda fuente de energía: la grasa acumulada. Si usted ejercita después del desayuno, su cuerpo quemará los hidratos de carbono consumidos con la comida quemando menos cantidad de grasa acumulada.

Si no se le dan bien las mañanas, deberá trabajar más duro para motivarse a sí mismo y empujarse fuera de la cama recordándose que está intentando perder peso y tiene un objetivo que lograr.

Procure recordar lo bien que se siente cuando practica ejercicio al estar más activo y de mejor humor gracias a la liberación de endorfinas. Además, obtendrá una sensación de realización personal que se quedará con usted a lo largo del día.

Si es usted una de esas personas que ve como su fuerza de voluntad disminuye en el momento de practicar ejercicio regular, una buena idea es apuntarse a un gimnasio, ya que, el ambiente y el hecho de que debe pagar una cuota le darán el empujoncito necesario para practicar ejercicio.

Los profesores del gimnasio le pueden dar una rutina de ejercicios personalizada que cubrirá sus necesidades concretas y le pueden ayudar cuanto necesite pasar al siguiente nivel de ejercicio.

Si piensa que está muy ocupado para practicar ejercicio regularmente, ¡no busque más excusas! Cuando convierte la práctica de ejercicio en un hábito, encontrará tiempo libre para practicarlo. Además, hay muchas ocasiones para practicar ejercicio a lo largo del día sin necesidad de pasar una o dos horas en el gimnasio o en la piscina.

Por ejemplo, puede bajarse del tren o autobús una o dos paradas antes de llegar a su lugar de trabajo y hacer el resto del trayecto a pie. Le añadirá unos 10 minutos a su viaje pero también le garantizará el ejercicio que necesita si está seriamente pensando plantarle cara a su exceso de peso.

Si utiliza su coche para ir a trabajar, aparque lo más lejos posible de su lugar de trabajo y ande el resto del camino. Si su lugar de trabajo tiene parking, intente aparcar el vehículo al otro lado del aparcamiento o en un nivel inferior y utilice las escaleras en vez del ascensor para alcanzar su piso y recuerde que subir escaleras nos hace quemar alrededor de 12 calorías por minuto.

Otra alternativa es practicar actividad física con el resto de la familia, jugando con los niños o montando en bici por el parque. Incluso las tareas del hogar y el jardín le ayudarán a perder peso sólo con incrementar la frecuencia e intensidad de las actividades.

Por ejemplo, si cuida el jardín una vez al mes, considere la posibilidad de hacerlo una vez a la semana o cada dos semanas, aumentando de esta manera el número de calorías que se quema con esta actividad.

Tenga en cuenta que cuánto más pese una persona, más calorías quemará, especialmente durante las primeras semanas de la dieta, y que aquellas actividades físicas que se benefician de los efectos de la gravedad como caminar o correr son más efectivas quemando calorías que aquellas otras en las que la gravedad no se ve implicada, como montar en bicicleta o nadar.

Finalmente, cuando se comienza una nueva actividad física, lo primero que se debe hacer es iniciar un diario donde se anotará el ejercicio realizado, durante cuánto tiempo se practica y la intensidad de la actividad, así como, las comidas y bebidas ingeridas y sus correspondientes calorías.

Este diario se convertirá en su biblia de pérdida de peso, garantizándole una clara visión de sus progresos. Cuando se intenta perder peso, no hay nada más estimulante o inspirador que tener una prueba escrita de sus objetivos y logros pero recuerde ser realista y no espere una pérdida de peso máxima en unos pocos días.

Capítulo 12: Conclusión

En este libro ha intentando aportarle toda la información necesaria para perder peso rápidamente y de un modo natural y sano.

Para ello no tendrá que no necesitará tomar pastillas dietéticas o seguir una dieta estricta. De hecho, no necesita nada más que un plan razonable de ejercicio que estimule a su cuerpo a perder calorías combinado con una dieta sana y equilibrada. Y lo mejor es que no se trata de una tarea complicada ni tan siquiera tan difícil como se pudiera pensar a priori.

Para la mayoría de la gente, la parte más dura de una dieta es no poder superar la idea de que ciertas comidas y bebidas están totalmente prohibidas. Desde luego que cuando se comienza una dieta, la ingesta de café, alcohol, bebidas refrescantes y comidas con alto contenido en azúcares se ve seriamente limitada lo cual puede resultar complicado para muchas personas.

La clave del éxito radica en mantenerse alejado de esas comidas inadecuadas, sacándolas de su dieta y enfocando sus esfuerzos en incluir algo de ejercicio en su vida sedentaria.

También es de vital importancia que durante su dieta evite sentirse deprimido al creer que no es capaz de acercarse al ideal de belleza defendido por numerosas campañas publicitarias y medios de comunicación.

Recuerde que la imagen de cuerpo sano difundida por estas campañas publicitarias (mujeres de tallas 34 y hombres llenos de músculos) no es una imagen realista, ni siquiera aconsejable desde un punto de vista sanitario. Tampoco olvidé nunca que cada persona es diferente y, por tanto, el peso ideal también es diferente para cada individuo.

Cuando decida librarse de esos kilos de más, su actitud ha de cambiar si desea tener la más mínima posibilidad de éxito con cualquier dieta. Para ello, deberá modificar sus hábitos alimenticios y su estilo de vida, comiendo mejor y practicando ejercicio pero bajo ningún concepto pasando hambre, ya que, la comida nos garantiza la energía que nuestro cuerpo necesita para funcionar.

Desarrollar un estilo de vida más sano no debería ser un sacrificio o una aventura dolorosa sino la simple aceptación de unas pocas modificaciones en su rutina diaria que le permitirán mantener su peso bajo control durante más tiempo y sin ningún esfuerzo.

Este libro le ofrece los consejos necesarios para dar este paso y librarse de su sobrepeso. ¡Ahora está en sus manos llevarlos a la práctica y conseguir sus objetivos! ¡Buena suerte!

Tabla: Calorías quemadas cada 20 minutos

ACTIVIDAD	CALORÍAS
Caminar	80
Bailar	120
Montar en Bicicleta	160
Correr	325
Aerobic	140
Pesas	140
Limpiar	125
Nadar	100
Jugar al Tenis	120
Remar	378
Jugar al Golf	118
Hacer el Jardín	160
Jugar al Baloncesto	258
Montar al Caballo	255
Bajar Escaleras	210
Subir Escaleras	300-500
Patinaje	315

Índice de Ilustraciones

www.ingramcontent.com/pod-product-compliance
Lightning Source LLC
Chambersburg PA
CBHW070552290526
45790CB00002B/658